# 儿童腹泻病诊治掌中宝


主　编　陈　洁

**编写人员及单位**

陈　洁　浙江大学医学院儿童医院
董永绥　华中科技大学同济医学院同济医院
龚四堂　广州市妇女儿童医疗中心
黄志华　华中科技大学同济医学院同
钱　渊　首都儿科研究所
冉　陆　中国疾病预防控制中心
王宝西　第四军医大学唐都医院
孙　梅　中国医科大学盛京医院
许春娣　上海交通大学瑞金医院
叶礼燕　南京军区福州总院
朱启镕　上海复旦大学儿科医院



中国协和医科大学出版社

**图书在版编目（CIP）数据**

儿童腹泻病诊治掌中宝／陈洁主编．—北京：中国协和医科大学出版社，2010.10

ISBN 978-7-81136-401-9

Ⅰ．①儿… Ⅱ．①陈… Ⅲ．①小儿疾病：腹泻-诊疗 Ⅳ．①R723.11

中国版本图书馆 CIP 数据核字（2010）第168165号

**儿童腹泻病诊治掌中宝**

---

主　　编：陈　洁

责任编辑：韩　鹏　林　娜

---

出版发行：中国协和医科大学出版社

（北京东单北大街69号　邮编100005　电话65260378）

网　　址：www.pumcp.com

经　　销：新华书店总店北京发行所

印　　刷：北京丽源印刷厂

---

开　　本：889×1194毫米　1/64开

印　　张：1.25

字　　数：35千字

版　　次：2010年9月第一版　　2011年2月第二次印刷

印　　数：15 001—18 000

定　　价：8.00元

---

ISBN 978-7-81136-401-9/R·401

---

（凡购本书，如有缺页、倒页、脱页及其他质量问题，由本社发行部调换）

# 前 言

腹泻病是全球公共卫生问题，发病率高，长期以来危害人类尤其是小儿的健康。在全球儿童死亡病例中，死于腹泻病的占20%，也就是说，每年约200万儿童死于腹泻。2009年3月世界卫生组织与全球专家为解决儿童腹泻病相关问题在日内瓦进行了磋商，确定了腹泻病研究重点，认为最重要的是合理地使用目前可用的干预措施，以发挥最大效用，并最终尽可能多地拯救儿童生命，否则全世界就无法实现到2015年将儿童死亡人数减少三分之二的新千年发展目标。腹泻病在我国同样是发病最多的疾病之一，也是造成儿童死亡的主要原因。我国是人口大国，规范地诊治腹泻病，对于降低腹泻病以及腹泻相关疾病病死率具有重要意义。

本书是一本供基层医务工作者使用的手册。尽管医学书籍和资料日益增多，人们获得知识的渠道也不断拓宽，然而，对于基层医务工作者来说，拥有一本实用简明扼要的诊疗手册，则具有更好的现实意义。基于这样一个宗旨，我们在去年全国继续教育学习班《腹泻病临床研究和治疗进展》讲习内容的基础上，编写了《儿童腹泻病诊治掌中宝》，全书共有八章，对腹泻病的研究进展、腹泻的诊断和治疗做了深入浅出的介绍。

本书作者均为我国著名的儿科感染疾病和消化系统疾病方面的专家，编写此书的目的是让广大基层医务工作者在短时间内掌握疾病相关知识并在实际工作中参照使用。这是一本实实在在的“大家”为大家所写的“小书”。

殷切希望本书能对广大基层医务工作者的临床和教学工作有所裨益，并恳请读者对书中不妥之处予以批评指正。

本书的编写工作得到博福-益普生（天津）制药有限公司思密达®团队的大力协助，在此一并表示感谢。

陈　洁

2010 年 9 月于杭州

# 目　录

# 第一章　概　　述

## 一、定义

腹泻可由多种病因引起的小肠、结肠病变，导致粪便性状改变、含水量增多（正常粪便成形，人乳喂养时可呈糊状）。粪便质量：成人每日 < 200 g，婴儿每日 < 10 g/kg（体重）。

当病因未明，通称“腹泻病”，若病因明确，改称其他病名，如轮状病毒性肠炎等。

## 二、分型

（一）按病程分　急性 < 2 周，迁延性 2 周～2 个月，慢性 > 2 个月。国外将迁延性和慢性，统称慢性。

（二）按病情分　一般型，重型（伴脱水，$Na^+$、$K^+$ 缺失，酸中毒或心血管、中枢神经系统病变）。

（三）按粪便性状分　水样便，脓血便（镜检

WBC≥20/HP 或 WBC/RBC≥10/HP）。

## 三、病因

（一）急性腹泻的病因

感染性：细菌、病毒、寄生虫、真菌感染。

抗生素相关性：肠内菌群失调、艰难梭菌（难辨梭状芽胞杆菌）感染。

过敏性：食物过敏。

其他：药物、高渗性饮料。

肠道外感染：呼吸道感染、泌尿系感染、败血症等。

（二）慢性腹泻的病因

慢性感染：肠结核、慢性血吸虫病、慢性细菌性痢疾（菌痢）。

食物过敏性肠病，包括嗜酸性粒细胞性肠病。

炎症性肠病：克罗恩病、溃疡性结肠炎。

免疫缺陷与自身免疫相关性肠病：如普通变异型免疫缺陷病、艾滋病等伴慢性感染性腹泻；红斑狼疮、免疫增生性小肠病等。

先天性吸收不良：如乳糖酶缺乏症、小肠淋巴管扩张症、微绒毛包涵体病、肠源性肢端皮炎等。

肠血管活性肽瘤（内分泌激素肿瘤）、甲状腺功能亢进症。

环境因素：含重金属饮用水。

## 四、发病机制

（一）渗透性　如病毒性肠炎较广泛的小肠黏膜病变，或短肠综合征小肠吸收面积减少，未被消化吸收的营养物质在肠腔内产生高渗作用，肠液增多，发生水样便腹泻。

（二）分泌性　当患有细菌性肠炎时，细菌毒素或先天性缺乏钠-葡萄糖共转运载体（SGLT1）时，$Na^+$、$Cl^-$和水逆向运转，肠液增多，发生水样便腹泻，含$Na^+$多（与渗透性腹泻之比为100∶30）。排便不受饮食影响。

（三）渗出性（炎症性）　志贺菌属细菌侵袭或溃疡性结肠炎时炎症效应损伤肠黏膜，血浆和红、白细胞渗出，发生脓血便。

（四）动力紊乱性　小肠和（或）结肠蠕动过快，使消化的营养物质和电解质、水来不及被吸收而排出体外。

（五）混合型　前4种机制的不同组合。如轮状病毒性肠炎，不仅由于营养物质消化吸收障碍，产生渗透性腹泻，又因病毒的毒素引致 $Na^+$、$Cl^-$ 和水从肠细胞内向肠外泌出，产生分泌性腹泻。

## 五、处理原则

（一）明确现状　腹泻病病死率降低，病原增加。饮食种类、就餐方式多样，不安全因素贯穿食物链全过程。水源、水质不够理想。医疗环境拥挤，消毒隔离薄弱，时有医院内感染。

（二）加强病因和病原研究　提高致病原的检测；开展对小肠、结肠病因的检查：钡剂、内镜、CT、病理、生化等。

（三）营养和液体疗法　及时、适宜的液体疗法，注意补充蛋白质和热能等。

（四）对感染性腹泻的治疗　对水样便腹泻，液体疗法为主；对脓血便腹泻则给予相应抗生素。

（董永绥）

# 第二章　腹泻病的病因和发病机制

## 一、病毒性肠炎

（一）常见病原　引起儿童病毒性肠炎的病毒种类较多，其中最为重要的是轮状病毒，其次是诺如病毒和星状病毒。此外，肠道腺病毒以及肠道病毒（如柯萨奇病毒）、冠状病毒等也是重要的病原体。

1. 轮状病毒　轮状病毒属呼肠病毒科轮状病毒属。成熟病毒颗粒呈球形，直径 64 ~ 75nm，无包膜，二十面体立体对称，电镜下呈光滑车轮状，病毒基因组为包含 11 个节段的双链 RNA。根据病毒内壳蛋白 VP6 抗原性不同，可分为 7 组（A ~ G），导致人类腹泻的仅有 A、B、C 三组。A 组是婴幼儿腹泻的最主要原因；B 组是成人腹泻轮状病毒，曾在我国广泛暴发流行；C 组感染多为散发。外壳糖蛋白 VP7 决定 G 血清型，至少有 14 个 G 血清型，外壳蛋白 VP4 决定 P 血清型，至少有 18 个 P 血清型。引起婴幼儿腹泻的主要有 G1 ~ G4、G8、G9 和 G12 型。轮状病毒在环境中相对稳定，在污染物表面能存活数日，粪便中存活数月。在 -20℃ 可以长期保存，55℃ 30 分钟可被灭活。

2. 诺如病毒　诺如病毒是一组形态相似、抗原性略有不同的病毒颗粒，有许多共同特征：呈球形、二十面体对称、无包膜、表面粗糙，直径为 26 ~ 35nm。基因组为单股正链 RNA。诺如病毒常可引起暴发流行和医院内感染。病毒对酸、乙醚和热稳定，在室温 pH 2.7 环境下处理 3 小时、20% 乙醚 4℃ 处理 18 小时、60℃ 孵育 30 分钟后仍有感染性。病毒在 -70℃ 下能存活。诺如病毒对处理污水的 10ppm（1ppm = 1μg/L）的氯浓度敏感，但对处理饮用水的 3.75 ~ 6.25ppm 的氯浓度耐受。

3. 星状病毒　星状病毒是引起婴幼儿、老年人及免疫缺陷患者急性病毒性肠炎的重要病原之一，为一种直径 28 ~ 30nm 的球形病毒颗粒，表面有 5 ~ 6 个星芒状突起。属无衣壳单股正链 RNA 病毒。病毒对热相对稳定，60℃ 5 分钟仍可存活，60℃ 10 分钟可灭活，保存于 -70 ~ -85℃ 6 ~ 10 年仍有活性。

反复冻融可致病毒裂解。

4. 其他病毒 腺病毒含双股 DNA，直径平均 70 nm，目前已知 52 个血清型，一般腺病毒能在普通培养细胞上生长，粪便中腺病毒仅选择性在小肠细胞内生长，故称之为肠道腺病毒，目前已知有 40 型和 41 型。

肠道病毒引起的胃肠炎并不多见，主要由埃可病毒 2，3，6～9，11～14，18～20，22～24 型及柯萨奇病毒 A 组 4 型、B 组 3、4 型引起。柯萨奇病毒和埃可病毒具有肠道病毒一般特性，电镜下呈球形，直径 20～30nm，二十面体，立体对称。

冠状病毒是一组中等大小（80～160nm）、有外膜的单股正链 RNA 病毒，病毒颗粒外形为圆形、卵圆形，表面有 18～20nm 棒状突起，病毒基因长度为 2.7～3.0kb。

（二）发病机制 病毒主要侵犯小肠绒毛上皮细胞，使上皮细胞脱落，代之以缺乏消化酶的扁平或方形上皮细胞。因此正常肠黏膜上存在的绒毛酶如麦芽糖酶、蔗糖酶、乳糖酶均减少，导致吸收功能障碍。由于乳糖及其他双糖不能被消化吸收而滞留在肠内，造成肠黏膜与肠腔渗透压的改变，使液体进入肠腔而造成渗透性腹泻。轮状病毒的非结构蛋白 NSP4 有类似肠毒素的作用，与大量水样便的发生有关。

（邓　莉、钱　渊）

## 二、细菌性肠炎

感染性腹泻病中由某些主要或仅侵犯肠道的病原菌引起的腹泻病统称为细菌性肠炎。常见的细菌性肠炎通常以致病细菌来命名，临床除腹泻为主要症状外，可以伴呕吐、腹痛、发热、脱水等其他全身症状。确诊靠粪便病原菌培养，近年可经分子生物学方法检测不同细菌的特异性抗原，但目前仅限于科研。

（一）常见病原菌

1. 霍乱　O1 血清群霍乱弧菌又分为古典生物型、埃尔托生物型和 O139 血清群霍乱弧菌。

2. 细菌性痢疾（志贺菌病）　A 群即痢疾志贺菌，分 1～12 个血清型；B 群是福氏志贺菌 1a、1b、1c、2a、2b、3a、3b、3c、4a、4b、4c、5a、5b、6、x、y；C 群系鲍氏志贺菌，1～18 个血清型，D 群为宋内志贺菌，1 个血清型。

3. 致泻性大肠埃希（杆）菌肠炎　肠产毒性大肠杆菌（ETEC）、肠侵袭性大肠埃希菌、肠致病性大肠埃希菌、肠出血性大肠埃希菌（含多个血清型，其中 O157：H7 最为严重）、肠集聚性大肠埃希菌、弥散黏附大肠埃希菌。

4. 空肠弯曲菌肠炎　空肠弯曲菌。

5. 耶尔森杆菌肠炎　小肠结肠耶尔森菌。

6. 非伤寒沙门菌胃肠炎　猪沙门菌、牛沙门菌、鸭沙门菌、鼠伤寒沙门菌（易侵犯婴幼儿及新生儿）。

7. 艰难梭菌肠炎　难辨梭状芽胞杆菌。

（二）细菌性腹泻病发病机制　决定于宿主防御功能、感染菌量的多少及细菌毒力的强弱。细菌的毒力包括黏附能力、产毒性、侵袭力，由细菌内、外毒素，毒力基因岛和毒力基因对细胞的毒性及侵袭作用等，其中以细菌大量繁殖产生的肠毒素和细菌的侵袭作用最为重要，粪便性状与细菌的致泻机制有关。

1. 细菌肠毒素性腹泻　病原菌不侵入肠黏膜，通过产生肠毒素引起分泌性腹泻，肠黏膜无明显病理改变，如霍乱和 ETEC。产生的肠毒素分耐热毒素

(ST) 和不耐热毒素 (LT)，ST激活鸟苷酸环化酶使鸟苷三磷酸转化为活化的环磷酸鸟苷，LT则激活腺苷酸环化酶使细胞内腺苷三磷酸转化为活化的环磷酸腺苷，活化的环磷酸鸟苷和活化的环磷酸腺苷同时可抑制肠黏膜对$Na^+$、$Cl^-$和水的吸收，促进$Na^+$、$Cl^-$、水的分泌，肠液中的$Na^+$、$Cl^-$增多使水向肠腔内渗透，呈水样便腹泻。

2. 细菌侵袭致腹泻　具有侵袭力的细菌侵入肠黏膜组织，呈现广泛的炎症反应，水分不能吸收，初为水样，进而炎性渗出为黏胨样，后因肠黏膜糜烂、坏死而呈脓血样。由于不同细菌侵袭肠段有异而腹泻性状也有异常，如志贺菌侵袭结肠呈脓样带鲜血便。沙门菌侵袭回肠及结肠，泻出物呈水性黏脓便，可带血；而空肠弯曲菌在小肠内黏附和定植，侵犯空肠、回肠，重症累及结肠，排出粪便呈多样性。

（朱启镕）

## 三、非感染性腹泻

除病原微生物的致泻病原体感染所致的肠炎外，有多种非感染因素可引起腹泻，其病因较多，且可多因素共存致泻。

（一）食饵性腹泻病及其致病机制　食饵性腹泻病又称单纯性消化不良，多数由于喂养不当，喂食不定时、添加辅食过快、突然改变饮食习惯、过食冷饮、不适当给予营养食品和节假日过食、过杂等因素均能引起消化功能紊乱。

小儿胃肠功能不成熟，但代谢旺盛对营养物质的需求量大，以上病因造成消化功能紊乱，消化酶减少，吸收障碍，滞留肠道，被肠内细菌分解发酵，产生有毒物质，刺激肠道蠕动亢进发生腹痛、腹泻。

（二）过敏性腹泻病及其致病机制　由于摄入食品中存在致该个体的过敏因子，引起肠道，甚至全身变态反应。常见食物过敏原如牛奶蛋白、蛋类、鱼类、大豆蛋白、花生、坚果类等，在有过敏素质的肠道发生变态反应。常于进食后数小时或数天后出现呕吐、腹泻、腹胀，严重者甚至出现休克症状。病理上肠黏膜大致完好，但有浆细胞的浸润，黏膜水肿和绒毛损伤。食物过敏发病率随年龄的增长而下降。

（三）症状性腹泻病　症状性腹泻病以原发

病症状为主，消化系统常呈轻型腹泻。其他器官患病常会影响到消化系统，腹泻常为继发症状，婴幼儿尤为多见。上呼吸道感染、肺炎、泌尿道感染、麻疹等传染病，是症状性腹泻最常见的病因。症状性腹泻患儿常对环境变化也较敏感，受过冷、过热气候变化也会发生腹泻。若无原发病病原体侵犯，症状性腹泻时肠道并无病理变化，仅为功能改变。

（四）糖源性腹泻病及其致泻机制 因糖类吸收不良引起的腹泻。糖类包括单糖，如葡萄糖、果糖、半乳糖；低聚糖或寡糖，如麦芽糖、蔗糖、乳糖；多聚糖，最常食用的是淀粉。婴儿期主要摄入乳糖，年长儿童摄入主要为淀粉，全部经小肠上皮刷状缘上的糖水解酶分解为各种单糖后迅速转运吸收。当糖水解酶缺乏或活力下降时，多糖、双糖不能分解为单糖被小肠吸收，于是糖在小肠内积聚，肠腔内渗透压升高，水分从肠壁内进入肠腔，刺激蠕动增加则排便增多。此外，糖进入结肠被细菌酵解产生乳酸、短链脂肪酸及二氧化碳等也可刺激肠壁致发酵性腹泻和腹胀，呈稀水样便，带泡沫，具有酸臭味。婴儿期最常见的糖酶缺乏是乳糖酶，导致乳糖不耐受和乳糖吸收不良。

对于腹泻症状的出现要及时查明原因，针对病因及原发疾病给予恰当、合理及相应对症治疗，防止原发病漏诊及乱用药物造成不良后果。

（朱启镕）

# 第三章　急性腹泻病的诊断和治疗

## 一、急性腹泻病的诊断

根据引起儿童腹泻病的病因分为感染性及非感染性腹泻病；腹泻病程诊断为急性腹泻病、迁延性腹泻病和慢性腹泻病。

（一）症状和体征　不同病因所致腹泻其临床症状和体征也各不相同。

1. 非感染性腹泻　食欲不振，偶有溢奶或吐奶；排便次数增多，多者可达 10 余次，每次量不多，为黄色或黄绿色稀水样便，可见白色或黄白色奶瓣和泡沫，有酸味。伴或者不伴较轻的全身症状，牛奶过敏患儿面部或全身湿疹，一般无脱水症状。

2. 病毒和非侵袭性细菌感染性腹泻　轻症患者与非感染性腹泻相似。重症患者出现食欲低下，频繁呕吐；腹泻频繁，每日 10 次或数十次，量多，排便呈黄色或黄绿色，有时呈蛋花汤样大便，可有少许黏液；全身症状明显，一般情况差，烦躁不安、精神萎靡、意识蒙眬，甚至昏迷；有水、电解质和酸碱平衡紊乱，表现为不同程度的脱水，代谢性酸中毒，低钾、低钙、低镁及低磷血症（详见腹泻病的脱水评估）。

3. 侵袭性细菌感染性腹泻　临床症状和体征与细菌性痢疾相似，恶心、呕吐、腹痛、排黏液血便，有里急后重感；全身症状明显，可出现发热及全身中毒症状，严重者可抽搐、昏迷，甚至休克。粪便镜检见大量的红、白细胞，常有吞噬细胞。

4. 原虫和真菌感染性腹泻　原虫感染所致腹泻，一般表现为水样便，多呈顽固性腹泻和肠吸收不良，消瘦和营养不良；阿米巴感染为果酱样便，粪便镜检可见红、白细胞。真菌感染多因滥用抗生素后发生，粪便多有泡沫或豆腐渣样。

（二）常规实验室检查

1. 血常规　细菌感染性腹泻时白细胞总数和中性粒细胞比例升高。

2. 粪便常规　侵袭性感染时，粪便常规检查可见红、白细胞，细菌性痢疾时还可见吞噬细胞。真菌感染性肠炎，粪便中可找到菌丝。阿米巴痢疾，粪便可检出阿米巴滋养体。

3. 尿常规　呕吐明显者尿中可检出酮体。

（三）特殊实验室检查

1. 血气分析　可反映出是否存在酸碱失衡及电解质紊乱。

2. 肝、肾功能及心肌酶　病毒性肠炎常有ALT、AST、CK、CK-MB等升高。

3. 必要时测粪便还原物和pH值。

4. 病原学检测　①粪便涂片观察是否有真菌孢子和菌丝、寄生虫卵，暗视野观察霍乱弧菌，革兰染色观察细菌的性质，粪便细菌培养及细菌药敏和血清型鉴定；②粪便病毒检测可用电镜观察病毒颗粒，粪便病毒抗原检测、病毒核酸检测和病毒分离。

（四）腹部B超和X线检查　急性腹泻病必要时行腹部B超，观察肠系膜淋巴结、阑尾和肠管情况，鉴别是否有肠系膜淋巴结炎、阑尾炎和肠套叠等；行腹部X线检查观察肠管的形态、肠壁情况及腹腔情况，诊断是否有肠梗阻、肠穿孔等。

（龚四堂）

## 二、急性腹泻病的脱水评估

急性腹泻病的管理首要的是评估脱水程度，脱水程度的轻重关乎该患儿病情严重程度，重度脱水需要进入重症监护管理。

脱水程度评估：分轻、中、重三度，具体参照表 2-1。

**表 2-1　脱水程度**

| 脱水程度 | 轻度 | 中度 | 重度 |
|---|---|---|---|
| 丢失体液(占体重%) | 少于5% | 5%~10% | 10%以上 |
| 精神状态 | 稍差 | 萎靡或不安 | 极度萎靡，重症面容 |
| 皮肤弹性 | 尚可 | 差 | 消失(捏起皮肤回复≥2秒) |
| 唇舌黏膜 | 稍干燥 | 干燥 | 干燥 |
| 前囟、眼窝 | 稍有凹陷 | 凹陷 | 明显凹陷 |
| 尿量 | 稍少 | 明显减少 | 极少甚至无尿 |
| 四肢 | 温暖 | 稍凉 | 四肢厥冷 |
| 脉搏 | 正常 | 快 | 快而弱 |
| 血压 | 正常 | 正常或下降 | 休克 |

中、重度脱水患儿需行血电解质检查和血气分析。

（叶礼燕）

## 三、急性腹泻病的治疗原则

（一）预防脱水、治疗脱水详见液体疗法相关内容。

（二）继续喂养　应根据患儿的年龄和腹泻前进食习惯。一般而言，腹泻患儿的食物和健康儿童一样。母乳喂养婴儿应继续按需哺乳，同时鼓励母亲增加哺乳次数和时间。混合喂养的6个月以下婴儿尽可能增加母乳喂养次数，非母乳喂养婴儿应该至少每3小时喂一次奶（或婴儿配方奶粉）。

病毒性肠炎常有继发性双糖酶（主要是乳糖酶）缺乏，要监测患儿的临床反应（例如体重增加、一般状况的改善）。当喂奶迅速引起大量腹泻，而且脱水体征再次出现或者恶化，可能为牛奶不耐受，改为低和/或去乳糖配方奶，时间1～2周。腹泻好转后转为原有喂养方式。

其他食物：为患儿平时习惯、当地容易得到、能量高并且能提供足够的基本微量元素的食物。小于6个月儿童可继续喂食米糊、水果等，大于6个月儿童推荐的食物还应有肉、鱼或蛋。食物应精心烹调、捣碎或磨碎，以使其容易被消化；发酵食物也容易被消化。每份食品加入5~10ml植物油可增加热量。鼓励患儿食用富含钾的食物（香蕉、新鲜椰子汁和新鲜果汁），避免喂食含粗纤维的蔬菜、水果以及高糖食物。

提供食物的量和频率：患儿每3或4小时进食一次，约6次/天。患儿对少量多次喂养的耐受性更佳。腹泻停止后，继续给予能量丰富的食物，并且每天进食次数应该比平常多，至少持续2周。如果患儿营养不良，在患儿身高别体重恢复正常前，应一直给予额外的进餐次数。

（三）补锌治疗　锌是小儿重要的微量元素。锌与免疫功能和腹泻期间肠上皮修复有关。研究表明，发展中国家的小儿普遍缺锌。腹泻时锌从肠道大量丢失，使原有缺锌加重。临床研究表明，在急性和持续性腹泻患儿，与安慰剂相比较，补锌使患儿康复明显加快，腹泻病程缩短20%，粪便排出量减少18%~59%，以后2~3个月发生急性腹泻的危险减少20%。而且补锌的疗效在不同年龄和营养状况的患儿中无明显差异。

所有腹泻病患儿（急性、持续性或血便）在腹泻开始后都要补锌。急性腹泻病患儿能进食后立即给予补锌治疗。6 个月龄以上，每天补充含元素锌 20mg，6 个月龄以下，每天补充元素锌 10mg，共 10 ~ 14 天。元素锌 20mg 相当于硫酸锌 100mg，葡萄糖酸锌 140mg。

（四）合理使用抗菌药物　腹泻患儿须行粪便的常规检查和 pH 试纸检测；急性水样便腹泻在排除霍乱后，多为病毒性或产肠毒素性细菌感染，常规不使用抗菌药物。

需应用抗生素治疗的腹泻：①脓血便（痢疾）；②霍乱或严重脱水疑似霍乱；③实验室检查证实的有症状十二指肠贾第鞭毛虫感染；④腹泻合并另一种急性感染（如肺炎、尿道感染）；⑤阿米巴痢疾。

对细菌性痢疾，在粪便培养结果报告前，可先根据经验选用。用药第 3 天随访，如用药 48 小时后，病情未见好转，考虑更换另外一种有效抗菌药物。症状的改善表现为：发热消退、粪便性状好转、排便次数减少、食欲改善、恢复正常活动。具体参照本章“七、腹泻病抗微生物药物治疗”。

强调抗生素疗程要足够；如志贺菌性痢疾口服抗生素疗程为3～5天。

（五）其他治疗方法　有助于改善腹泻病情、缩短病程。

（1）肠黏膜保护剂：如蒙脱石散。

（2）微生态疗法：给予益生菌如双歧杆菌、乳酸杆菌等。

（3）补充维生素A。

（4）抗分泌药物：消旋卡多曲用于分泌性腹泻。

（5）中医治疗：采用辨证方药、针灸、穴位注射及推拿等方法。

（六）腹泻病的家庭治疗　无脱水征和轻度脱水的腹泻病患儿可在家庭治疗，医生应向家长宣传家庭治疗四项原则：

（1）给患儿口服足够的液体以预防脱水。

（2）补锌。

（3）继续喂养。

（4）及时将病情未好转或出现下列任何一种症状的患儿送至医疗机构诊治：①腹泻剧烈，排便次数多或腹泻量大；②不能正常饮食；③频繁呕吐、无法口服给药者；④发热（小于3个月婴儿体温>

38℃，3～36个月幼儿体温＞39℃）；⑤明显口渴，发现脱水体征，如眼窝凹陷、泪少、黏膜干燥或尿量减少等，神志改变，如易激惹、淡漠、嗜睡等；⑥粪便带血；⑦年龄＜6个月、早产儿，有慢性病史或并发症。

（叶礼燕）

## 四、腹泻病的液体治疗

（一）预防脱水

从患儿腹泻的开始，就给口服足够的液体以预防脱水。母乳喂养儿应继续母乳喂养，并且增加喂养的频次及延长单次喂养的时间；混合喂养的婴儿，应在母乳喂养基础上给予低渗ORS（口服补液盐）或其他清洁饮用水；人工喂养婴儿，应选择ORS或食物基础的液体，如汤汁、米汤、酸乳或清洁饮用水。建议在每次稀便后给予补充一定量的液体：2岁以下患儿给予50～100 ml，2岁以上100～200 ml，少量多次，直到腹泻停止。如果患儿呕吐，停10分钟后再喂，且要喂得慢些。

（二）治疗脱水

1. 口服补液法　适用于轻至中度脱水，采用低渗 ORS 液。轻度脱水 50ml/kg（体重），中度脱水 80～100ml/kg（体重），治疗时间为 4～6 小时。4 小时后根据患儿脱水纠正情况确定补液方案。重度脱水时如无静脉输液条件，立即转运到其他医疗机构静脉补液，转运途中可以用鼻饲点滴方法进行补液。以 20ml/(kg·h) 速率补充，如患儿反复呕吐或腹胀，应放慢鼻饲点滴速率，总量不超过 120ml/kg（体重）。每 1～2 小时评估一次患者脱水情况。

在口服补液过程中要注意随时观察病情变化，以下情况提示口服补液可能失败：①持续、频繁、大量腹泻［>10～20ml/(kg·h)］；②ORS 液服用量不足；③频繁、严重呕吐。口服补液失败者，改用静脉补液。

2. 静脉补液　适用于严重呕吐、腹泻，伴中、重度脱水的患儿。在静脉补液的实施过程中需做到三定（定量、定性、定速），三先（先盐后糖、先浓后淡、先快后慢）及两补（见尿补钾、惊跳补钙）。

小儿急性腹泻第 1 天液体疗法

（1）输液总量（定量）：包括补充累积损失量、继续损失量和生理需要量。第 1 天补液总量轻度脱水为 90 ~ 120 ml/kg，中度脱水为 120 ~ 150ml/kg，重度脱水为150 ~ 180ml/kg。先按 1/2 至 2/3 量给予，余量视病情决定。营养不良（在估计脱水程度时易偏高），肺炎，心、肾功能损害者，学龄期小儿（其体液组成已接近成人），补液总量应酌减 1/4 ~ 1/3。

（2）输液种类（定性）：原则为先浓后淡。低渗性脱水补给 2/3 张液，等渗性脱水补给 1/2 张液，高渗性脱水补给 1/3 ~ 1/5 张液。若临床上判断脱水性质有困难时，可按等渗脱水补给。脱水一旦纠正、电解质正常后不必将原计划张力的液体全部输完，应当及时修正补液方案，改为 1/4 ~ 1/5 张液。

（3）定输液速率（定速）：原则为先快后慢。补液总量的 1/2 应在头 8 ~ 12 小时内补完，输入速率为每小时8 ~ 12ml/kg。重度脱水时用 2:1 液或生理盐水先行扩容（表 2-2）。扩容所用的液体和电解质包括在头 8 ~ 12 小时的补液内，余下液体于 12 ~ 16 小时内补完，约每小时 5ml/kg。若吐泻缓解，可酌情减少补液量或改为口服补液。

表 2-2　重度脱水静脉输液方法（2∶1 液或生理盐水）

| 年龄 | 第一阶段（30ml/kg） | 第二阶段（70ml/kg） |
|---|---|---|
| 12 个月以下 | 1 小时 | 5 小时 |
| 12 个月及以上 | 30 分钟 | 2.5 小时 |

（4）纠正酸中毒：因输入的混合液体中含有碱性溶液，脱水纠正后，循环和肾功能改善，酸中毒可随之纠正。对仍有酸中毒者根据检测结果另加碱性溶液纠正。

（5）纠正低钾：有尿或来院前 6 小时内有尿者应及时补钾。轻症患儿可口服氯化钾每天 200～300mg/kg，重度低钾血症需静脉补钾，每天总量一般为 100～300mg/kg。应均匀分配于全日静脉静脉输液中，浓度不应超过 0.3%，每日补钾时间不应少于 8 小时。治疗低钾血症须持续补钾 4～6 天以上。病情好转可由静脉补钾改为口服补钾。当饮食恢复至正常饮食一半时，可停止补钾。

（6）纠正低钙：出现低钙症状如惊厥、手足搐搦时可用 10% 葡萄糖酸钙，每次 1～2ml/kg，（最大量为 10ml/次），用葡萄糖液稀释后静脉滴注。心力衰竭患儿在用洋地黄制剂时慎用。

（7）纠正低镁：在补钙后手足搐搦不见好转反而加重时要考虑低镁血症，可测定血镁浓度。同时用25% $MgSO_4$，每次0.2～0.4ml/kg，深部肌内注射，每日2～3次，症状消失后停用。

第2天及以后的补液

经第一天补液后，脱水和电解质紊乱已基本纠正，第二天及以后一般只需补充继续损失量和生理需要量，继续补钾。一般可改为口服补液。

（叶礼燕）

## 五、腹泻病的饮食管理和营养治疗

（一）饮食管理

1. 基本原则　继续饮食，满足生理需求，补充疾病消耗，选择适应患儿消化吸收功能的饮食并注意平时饮食习惯，适当补充微量元素和维生素。

2. 饮食类型　适合腹泻病患儿的饮食配方有母乳、早产儿配方奶、普通配方奶、去乳糖配方奶、半要素配方及要素配方。

（二）营养治疗　营养治疗是儿童腹泻病治疗的重要环节，根据患儿的情况采用个体化的营养治疗。

1. 急性腹泻病　继续饮食，满足生理需要，补充疾病消耗。如患儿连续 3 天营养未能达到生理需要则行肠内和/或肠外营养。①母乳喂养儿继续母乳喂养，人工喂养儿调整饮食，保证足够热能；②用已习惯的平常饮食，如选用稠粥、面条，并加植物油、蔬菜、肉末或鱼末等，可喂配方奶，脱水严重且呕吐频繁的患儿，先纠正水和电解质紊乱，病情好转后恢复喂养；③病毒感染所致腹泻选用去乳糖配方。

2. 迁延性或慢性腹泻病合并营养不良　根据病情以及可能的病因选择饮食类型，尽早进行营养治疗，必要时行肠内营养和/或肠外营养。①母乳喂养儿继续母乳喂养，人工喂养儿应调整饮食，选择合适配方；②感染后、先天或继发性乳糖酶缺乏导致腹泻，选用去乳糖配方；③牛奶过敏所致腹泻可能选用水解配方或氨基酸配方；④如不能耐受可选用半要素或要素配方。

（三）营养治疗方式

1. 肠内营养　经口或胃肠道管饲供给营养物。置管方式：①鼻胃管，预计喂养时间 <6 周，无胃食管反流所致吸入风险；②鼻空肠管，预计喂养时

间<6 周，有胃食管反流所致吸入风险；③胃造瘘管，预计喂养时间>6 周，无胃食管反流所致吸入风险；④空肠造瘘管，预计喂养时间>6 周，有胃食管反流所致吸入风险。

根据患儿胃肠道功能选择肠内营养量和速率：①持续肠内营养起始量 1～2ml/（kg·h），逐渐增加到满足患儿需求，输注泵 24 小时续泵入，胃内残留量>1 小时的量则适当减慢输注速率；②患儿所需营养量每次 30～120 分钟泵入，胃内残留量>50% 每次喂养量则适当减量。

根据患儿腹泻类型不同选择不同营养配方；最适渗透压 300mOsm/L，胃内营养<400mOsm/L，空肠营养<500mOsm/L；根据患儿胃肠道的功能在满足营养需求的条件下，分次或持续肠内营养。

2. 肠外营养　肠内营养不能满足患儿营养需求可同时行肠内和肠外营养，不能行肠内营养患儿行肠外营养，当肠内营养条件具备时则加肠内营养。

（龚四堂）

## 六、腹泻病非抗生素药物治疗

### （一）肠黏膜保护剂

思密达用法：

<1 岁，每次 1/3 袋，一日 3 次，餐前 30 分钟口服。

1～2 岁，每次 1/3～2/3 袋，一日 3 次，餐前 30 分钟口服。

>2 岁，每次 2/3 袋，一日 3 次，餐前 30 分钟口服。

首次服用剂量加倍，要求每包加水 50ml，分次于餐前 30 分钟空腹口服。思密达治疗腹泻具有疗效快，对病原有很强的吸附作用，无不良反应。

（二）微生态调节剂

1. 培菲康　含双歧杆菌、嗜酸乳杆菌、肠球菌三联活菌，胶囊每粒 210mg，含 0.5 亿活菌。

用法：0～1 岁，0.5 粒/次。

1～6 岁，1 粒/次。

6～13 岁，1～2 粒/次，温水冲服，每日2～3 次。

2. 金双歧　含长双歧杆菌、保加利亚乳杆菌、嗜热链球菌，每片含 0.5 亿双歧活菌。

用法：0～1 岁，1 片/次，一日两次。

1～6 岁，2 片/次，一日两次。

6~13岁，3片/次，一日两次，首次可加倍。

3. 布拉酵母菌　每袋250mg，含活菌50亿

用法：0.25g/次 一天1~2次。

4. 妈咪爱　含肠球菌、枯草杆菌活菌。每袋1.0g，含1.5亿活菌（肠球菌1.35亿，枯草杆菌0.15亿）。

用法：<2岁，1.0/次，1天2次。

>2岁，2.0/次，1天2次。

（三）补锌治疗

用法：<6个月婴儿　元素锌　10mg/d，口服，疗程10~14天。

>6个月婴儿　元素锌　20mg/d，口服，疗程10~14天。

（四）抗分泌药物

消旋卡多曲

用法：1~9个月（体重<9kg），每次10mg，每日3次。

9~30个月（体重9~13kg），每次20mg，每日3次。

30个月~9岁（13kg~27kg），每次

30mg，每日3次。

9岁以上（体重>27kg），每次60mg，每日3次。

不良反应：偶见嗜睡、皮疹、便秘、恶心和腹泻等。

禁忌证：肝肾功能不全者，不能摄入果糖，对葡萄糖或半乳糖吸收不良，缺少蔗糖酶、麦芽糖酶的患者及对消旋卡多曲过敏者禁用。

注意事项：①连续服用本品5天后，腹泻症状仍持续者应进一步就诊或采用其他药物治疗方案；②本品可以和食物、水或母乳一起服用，请注意溶解混合均匀；③本品请勿一次服用双倍剂量；④与细胞色素酶P450～3A4诱导剂如红霉素、酮康唑（可能减少消旋卡多曲的代谢）同时治疗时慎用；⑤与细胞色素酶P450～3A4诱导剂如利福平（可能减少消旋卡多曲的抗腹泻作用）同时治疗时慎用。本品不推荐妇女及哺乳妇女使用，孕妇及哺乳妇女应慎用消旋卡多曲。

（黄志华）

## 七、腹泻病抗微生物药物治疗

（一）抗微生物药物应用适应证

（1）临床适应证：腹泻频繁，大便呈黏液状、带脓血、有腥臭味，腹痛，里急后重。部分患儿有严重的中毒症状如高热、意识障碍、感染性休克。

（2）粪常规检查：大量的白细胞及数量不等的红细胞、吞噬细胞等。

（3）致病菌为侵袭性细菌：侵袭性大肠埃希菌、空肠弯曲菌、志贺菌、鼠伤寒沙门菌、小肠结肠炎耶尔森菌、金黄色葡萄球菌等。

（二）脓血便患儿在粪便培养后药物敏感试验结果未出来之前可选用下列一种抗生素治疗

1. 喹诺酮类

诺氟沙星（氟哌酸）　每日 10～15mg/kg，分 3 次口服，疗程 5～7 天。

吡哌酸　每日 15～30mg/kg，分 3 次口服，疗程 5～7 天。

环丙沙星（环丙氟哌酸）　每日 10～15mg/kg，分 3 次口服，疗程 5～7 天。

此类药物早年曾有报道可引起小动物骨骼发育

障碍，经多年观察未发现已应用该类药物患儿有骨骼发育异常，但该类药物说明书目前仍有此不良反应说明，故应用此类药物时应与家长详细说明，征求家长同意后方可应用。

2. 第三代头孢菌素

头孢噻肟 50～100mg/kg，分 2～4 次静脉滴注（静滴）。

头孢唑肟 40～150mg/kg，分 2～3 次静滴。

头孢曲松 20～80mg/kg。

头孢克肟 5～10mg/kg，分 2 次静滴。

头孢哌酮 50～200mg/kg，分 2～4 次静滴。

头孢他定 30～100mg/kg，分 2～3 次静滴。

应用上述三代头孢菌素应注意：①对头孢菌素过敏者禁用；②应用前应做皮试；③长期应用此类药物的不良反应有二重感染，如念珠菌病、假膜性肠炎；④对严重肾功能者慎用；⑤不能做肌内注射。

3. 磷霉素　50～100mg/kg，分 3～4 次口服。

（三）针对不同病原或药物敏感试验选用

1. 细菌性痢疾

磷霉素　每日 50～100mg/kg，分 3～4 次口服。

小檗碱（黄连素） 每日 20～30mg/kg，分 3 次口服，疗程5～7天。

头孢噻肟 每日 50～100mg/kg，分 2～3 次静滴。

巴龙霉素 每日 40mg/kg，分 3～4 次口服。

环丙沙星 每日 10～15mg/kg，分 3 次口服。

诺氟沙星 每日 10～15mg/kg，分 3 次口服。

2. 致病性大肠杆菌肠炎

庆大霉素 每日 1～2 万 U/kg，分 3 次口服，疗程 5～7 天。

多黏菌素 E 每日 5～10 万 U/kg，分 3 次口服，疗程 5～7 天。

新霉素 每日 50～100mg/kg，分 3 次口服，疗程 5～7 天。

以上三种药物均属于氨基糖苷类药物，因静脉或肌内注射能致聋和肾脏损害，故已在儿科禁用于静脉或肌内注射；因此类药物经口服不能吸收，故毒副作用较少，但选用时仍应向家长讲明，征得同意后方可应用。

头孢噻肟 每日 75～100mg/kg，分 2 次静滴（应用前应做皮试）。

3．鼠伤寒沙门菌肠炎

头孢噻肟　100～150mg/kg，静滴。

头孢曲松　50～150mg/kg，静滴。

磷霉素　每日100～300mg/kg，分2次静滴。

环丙沙星　每日10～15mg/kg，分3次口服。

诺氟沙星　每日10～15mg/kg，分3次口服。

4．耶尔森菌肠炎

红霉素　30～50mg/kg，分3次口服，疗程5～7天。

罗红霉素　2.5～5mg/kg，一日2次。

阿奇霉素　每日10mg/kg，连用3天。

本类药物的主要不良反应为肝毒性、局部刺激及过敏反应，同时此类药物能抑制茶碱的代谢，联合应用时可使茶碱的血药浓度增高而中毒，其他副作用有恶心、腹泻、腹痛、皮疹，少数患儿可出现白细胞减少症。

5．金黄色葡萄球菌肠炎　停用原使用的抗生素，应用万古霉素20～40mg/kg，分3次口服或万古霉素20～40mg/kg，分2次静滴。

6．真菌性肠炎　停用抗生素，可选用下列任何一种药物治疗：

大扶康（氟康唑） 每日 1～2mg/kg，顿服。不良反应：常见症状为恶心、腹痛、腹泻、胃肠胀气、皮疹，肝功能不良者慎用，对三唑类药物过敏者及 3 岁以下的患儿禁用。

克霉素 20～30mg/kg，分 3 次口服。

制霉菌素 每日 5 万～10 万 U/kg，分 3 次饭后口服。

酮康唑 按体重计算：<15kg，60mg/d；15～30kg，100mg/d；>30kg，200mg/d，分 1～3 次口服。按年龄计算：1～4 岁，50mg/d；5～12 岁 100mg/d，顿服或分 2 次口服。

此药的不良反应为消化道反应、皮疹、肝毒性，使用后应定期检查肝功能。

7. 空肠弯曲菌肠炎

红霉素 每日 20～30mg/kg，口服，疗程 2～3 天。

8. 阿米巴痢疾

甲硝唑 每日 30～50mg/kg，分 3 次口服，疗程 7 天或甲硝唑每日 15mg/kg，静滴，后改为 7.5mg/kg。重症感染应静滴，首次 15mg/kg，以后每 6 小时给予 7.5mg/kg，缓慢静滴。此药不良反应有恶心、呕吐、厌食。哺乳期妇女及妊娠3个月内的孕妇，中枢神经系统疾病、血液病患儿、肝病患儿或对本品过敏者禁用。

替硝唑 30～40mg/kg，分3次口服，连用3～5天，不良作用同甲硝唑。

9. 隐孢子虫肠炎

大蒜素　20mg/次，分3次口服，疗程7～10天。要求每包加水50ml，分次于餐前30分钟空腹口服。

思密达治疗腹泻具有疗效快，对病原有很强的吸附作用，无不良反应。

（黄志华）

# 第四章　细菌性痢疾

细菌性痢疾（菌痢），是由志贺菌属引起的肠道传染病。急慢性菌痢患者和带菌者为传染源，经粪口途径传播，终年散发，夏秋季可流行。按病程和病情分为急性（<2 周）、慢性（>2 个月）。急性菌痢又可分为普通型（典型）、轻型（非典型）、重型和中毒性，中毒性菌痢又分为休克型（周围循环衰竭型）、脑型（呼吸衰竭型）及混合型。菌痢是学龄前儿童常见的肠道传染病。中毒性菌痢多见于 2~7 岁儿童。慢性菌痢在儿童少见。

## 一、诊断要点

该病潜伏期 1~4 天，根据患儿有：①进食不洁食物或与菌痢患者密切接触史；②起病急，发热、头痛、腹痛、腹泻达 10 次/日以上、肠鸣音亢进、左下腹压痛、里急后重、黏液脓血便，并有全身中毒症状；③血白细胞总数升高，以中性粒细胞为主；

粪便外观为黏液脓血便，黏液、脓血与粪便不混匀，血色鲜红，镜检可见白细胞（>15/HP）、脓细胞和少数红细胞。便培养有志贺菌生长可明确诊断。对原来身体健壮的儿童突然出现高热、抽搐、休克、昏迷而胃肠道症状轻微者，应警惕患中毒型菌痢的可能。可及早做生理盐水灌肠及肛试，明确诊断。

## 二、治疗原则

1. 急性菌痢

（1）一般治疗：消化道隔离至临床症状消失，粪便培养连续2次阴性。

（2）控制感染：可用头孢哌酮舒巴坦（每日60～100mg/kg，每日二次，静脉给药），或用头孢曲松（每日50～100mg/kg，每日一次，静脉给药）；亦可用小檗碱（黄连素），可减少肠道分泌。疗程一般为3～5天，用药后48小时症状与体征无明显改善，则提示该志贺菌可能对此药耐药。

（3）积极补液：参阅“腹泻病的液体治疗”。

（4）对症治疗：高热可适当使用解热镇痛药，毒血症严重时，可在强有力抗菌药物治疗基础上，给予小剂量肾上腺皮质激素。

2．中毒型

（1）降温止惊：高热伴烦躁、惊厥者可给予氯丙嗪和异丙嗪各 1mg/kg，肌内注射。反复惊厥者可用地西泮每次 0.3～0.5 mg/kg（最大单次剂量不超过 10mg）或苯巴比妥每次 6～10 mg/kg·次（最大不超过 100mg），肌内注射；或用水合氯醛 40～60 mg/kg·次保留灌肠。

（2）抗休克：迅速扩容纠酸、应用血管活性药物、给氧等。

（3）防治脑水肿、肺水肿：可用 20% 甘露醇降颅压，剂量为每次 0.5～1g/kg，每 6～8 小时一次，疗程 3～5 天。

（4）早期可应用激素。

## 三、注意事项

1．菌痢误诊率高，达 30%　典型菌痢应与致病性大肠埃希菌、空肠弯曲菌、沙门菌等引起的肠道感染，肠套叠，急性出血坏死性小肠炎相鉴别。中毒型菌痢应与高热惊厥、流脑、乙脑相鉴别。

2．加强患者饮食管理　治疗期间禁食生冷、油腻及刺激性食物。开始应喝淡盐水和米汤，逐渐吃清淡易消化的食物（粥、面片、汤面），腹泻停止后可逐渐恢复正常饮食，短期内严禁吃鱼、肉、虾、蟹等荤腥食物，以防诱发或加重病情。

（孙　梅）

# 第五章　霍　　乱

霍乱是由 O1 群和 O139 群霍乱弧菌引起的急性肠道传染病。发病急、传播快，儿童感染不及时治疗病死率高。我国《传染病防治法》将霍乱列为甲类传染病。

一经发现须立即上报。

## 一、诊断要点

根据《霍乱诊断标准 WS 289-2008》对患儿进行诊断：

1. 疑似霍乱病例诊断标准　凡有典型临床症状，如剧烈腹泻，水样便（黄水样、清水样、米泔样或血水样），伴有呕吐，迅速出现严重脱水，循环衰竭及肌肉痉挛（特别是腓肠肌）的首发病例，在病原学检查尚未肯定前；或者在霍乱流行期间有明确接触史（如同餐、同住或护理者等），并发生泻吐症状，而无其他原因可查者，诊断为疑似霍乱。对疑似霍乱者，要采集粪便标本，做霍乱弧菌检测。

2．霍乱确诊病例诊断标准

临床诊断病例：凡有腹泻症状，粪便培养 O1 群或 O139 群霍乱弧菌阳性。

确诊病例：霍乱流行期间的疫区内，凡有霍乱典型症状，粪便培养 O1 群和 O139 群霍乱弧菌阴性，但无其他原因可查者；或在流行期间的疫区内有腹泻症状，作双份血清抗体效价测定，如血清凝集试验呈 4 倍以上或杀弧菌抗体测定呈 8 倍以上增长者；或在疫源检查中，首次粪便培养检出 O1 群或 O139 群霍乱弧菌前后各 5 天内有腹泻症状者。

临床诊断病例和确诊病例都要立即报告。

## 二、治疗原则

根据患儿症状及脱水的程度，临床上可分为轻型、中型、重型和中毒性（干性霍乱）。霍乱病例的处理原则是严格隔离，迅速补充水及电解质，纠正酸中毒，辅以抗菌治疗及对症处理。早期应用抗菌药物有助于缩短腹泻期，减少腹泻量，缩短排菌时间。

对患者吐泻物及食具等均须彻底消毒。

## 三、解除隔离标准

1. 停服抗菌药物后，连续两天粪便培养（如无粪便，可用肛拭子从直肠取粪便）未检出霍乱弧菌者解除隔离。

2. 患者经治疗症状消失后，如无大便培养条件，自发病日起，住院隔离不得少于7天。

3. 慢性带菌者，粪便培养连续7天阴性，每周培养胆汁一次，连续两次阴性者可解除隔离，但尚需进行流行病学观察。

（冉　陆）

# 第六章　抗生素相关性腹泻

抗生素相关性腹泻（AAD）指临床使用抗生素后导致患儿肠道正常菌群紊乱或抗生素本身直接或间接损伤肠道功能所致腹泻；其发生率视不同抗生素而异，为5%～39%。

抗生素使用导致肠道菌群紊乱是AAD发生最主要原因。临床所使用抗生素几乎均可引起AAD，尤其是抗厌氧菌抗生素、广谱抗生素，肠道吸收好的抗生素更容易发生AAD，如克林霉素、甲硝唑、氨苄青霉素、头孢类抗生素、氨基糖苷类抗生素、喹诺酮类抗生素等。

## 一、诊断要点

1．临床表现　AAD常发生于抗菌治疗的过程中或停药后1～2周内，最迟可发生在治疗疗程的第10周。80%以上AAD表现为轻型腹泻：排便次数不多，呈糊状便、水样便，粪便常规和培养均无异常发现。患儿精神、食欲、活动不因腹泻而发生任何改变。排便次数时多时少，并不固定。粪便性质变化大，有时呈小肠性腹泻，有时又呈结肠性腹泻。病情反复，甚至迁延，一时很难找到确切病因病原。

严重型 AAD 表现为发热、腹痛、腹泻；粪便呈黏液、脓血或血便，甚至出现假膜样渗出物，或呈豆腐渣样、海水样粪便，可并发肠出血、肠功能紊乱、肠梗阻、中毒性巨结肠、感染性休克、胃肠功能衰竭。对患儿危害大，病死率高，值得高度重视和警惕。

2. 诊断　在接受抗生素治疗期间或接受抗生素治疗后一段时间内出现腹泻病的患儿不能以任何明确病因、病原来解释的腹泻，均应拟诊 AAD。对 AAD 作出诊断时，应有肠道菌群的检测分析，方法包括①粪便涂片作革兰染色：分别计算革兰阳性杆菌、球菌和革兰阴性杆菌、球菌数量和比例；②粪便定量培养分析法：分别计算各代表菌之间数量和比例；③利用各种生物技术：如 Rt-PCR 技术、肠道菌群的变性梯度凝胶电泳、寡核苷酸 DNA 探针技术等。

临床拟诊 ADD 应检测分析病原，拟诊抗生素相关性假膜结肠炎，一定要作艰难梭菌培养和其毒素测定。“菌群紊乱 + 腹泻 + 排除相关病因病原 = 抗生素相关性腹泻”，但实际临床诊断 AAD 也存在相当困难，难点在于检测分析肠道菌群紊乱和彻底排除相关病因、病原。

## 二、治疗原则

1．轻症 AAD　仅停止使用抗生素，不需任何治疗，多能较快恢复。

2．普通型 AAD　在停用抗生素基础上，适当使用益生菌制剂，保护和维护肠黏膜，合理喂养指导，大多也能顺利恢复；在某些不能停用抗生素情况下，应充分考虑抗生素对肠道菌群影响因素，进行合理调整，并给予益生菌制剂。

3．AAD 中的结肠炎　除停用或调整已使用抗生素和对症支持保护肠黏膜，使用益生菌制剂外，要针对病原进行治疗。如艰难梭菌性假膜性结肠炎可用甲硝唑或万古霉素，金黄色葡萄球菌结肠炎可用万古霉素，念珠菌感染可用制霉菌素、氟康唑（18 岁以下儿童禁用）等。

## 三、预防

不断加强儿科医师对 AAD 认知和宣传，对预防 AAD 极为重要；临床工作中严格掌握抗生素使用适应证，严防乱用、滥用抗生素，对预防 AAD 有重要价值；随时监测维护肠道正常菌群和平衡稳定，并及时纠正肠道菌群紊乱，是预防 AAD 的基础。

（王宝西）

# 第七章　迁延性/慢性腹泻的诊治策略

## 一、迁延性/慢性腹泻的诊断和鉴别诊断

腹泻病程超过14天为迁延性腹泻，病程在2个月以上为慢性腹泻，国外两者合并称为慢性腹泻，国内多习惯称为迁慢性腹泻。

迁延性腹泻的病因大多为肠道感染后肠黏膜修复不良或持续感染所致。慢性腹泻的病因复杂，各年龄人群不一。1岁以内的病因常见为牛奶和/或大豆蛋白过敏、营养不良继发肠黏膜损伤、感染后肠炎、绒毛包裹体病、自身免疫性肠病、先天性巨结肠合并小肠结肠炎、肠转运缺陷（如先天性失氯性腹泻）、营养吸收不良（如先天性葡萄糖、半乳糖吸收障碍和先天性乳糖酶缺乏、蔗糖酶、异麦芽糖酶缺乏症）、囊性纤维化、艾滋病肠病、原发免疫缺陷病、药物或毒素诱导性肠炎。1～5岁的病因为：慢性非特异性腹泻的婴儿（幼儿腹泻）感染后肠炎、

贾第鞭毛虫病、嗜酸细胞性胃肠炎、蔗糖酶异麦芽糖酶缺乏症、肿瘤（神经母细胞瘤、肠活性肽瘤等导致分泌性腹泻）、炎症性肠病、腹腔疾病、囊性纤维化、小肠细菌过度生长、艾滋病肠病、便秘合并排便失禁、获得短肠综合征、Shwachman 综合征等。5 岁以上儿童的慢性腹泻病因需考虑：继发性乳糖不耐受，炎症性肠病，腹腔疾病，便秘合并排便失禁，肠易激综合征，滥用导泻药，持续肠道感染包括细菌（气单胞菌，邻单胞菌属，弯曲杆菌，沙门菌，结核杆菌，鼠疫，艰难梭菌）、病毒（轮状病毒、腺病毒、诺如病毒）、寄生虫（变形虫、鞭虫、隐孢子虫、贾第鞭毛虫、血吸虫），小肠细菌过度生长，肿瘤（神经母细胞瘤，肠血管肽瘤），原发性小肠肿瘤，蛋白丢失性肠病，胰腺功能不全/慢性胰腺炎，甲状腺功能亢进症，糖尿病等。

（一）诊断

1. 病史

（1）粪便性状改变：括次数、量、水分、是否成形、外观。粪便如呈黏液脓血便提示为炎症性腹泻；排便量明显增多（>750ml/d）提示为小肠病变或分泌性腹泻；水样便要考虑碳水化合物吸收不良、小肠的问题或功能性问题；脂肪泻通常与胰腺疾病、细菌过度生长、短肠综合征有关。

（2）摄食史包括摄食的种类以及腹泻是否和摄入某种特殊食物有关，有诊断意义。摄入液体的种类和量也有助于诊断。

（3）应评估营养状态和发育参数。如患儿出现生长迟缓或营养不良具有很重要意义。

（4）腹泻的起病是突然发生还是逐渐加重，对进一步判断有重要意义。腹泻病程、腹泻呈持续性或间隔性对进一步诊断非常重要。

（5）其他伴随症状，如腹痛、发热、胀气、里急后重、粪便恶臭、皮疹和关节疼痛等。

（6）药物应用史（抗生素、导泻药、化疗药物）或中药治疗。

（7）询问近期有无旅游。

（8）询问家族史。家族史中具有某些疾病，如乳糜泻、炎症性肠病、胰腺囊性纤维化和其他胰腺疾病，患儿的危险性增加。

2. 体格检查：

（1）营养指标：如身高、体重、头围等，与同龄正常标准比较并与自身既往状况比较。

（2）人体测量：对于评估脂肪和体重减少有帮助。

（3）周围性水肿、腹腔积液征、皮疹、灰指甲、面色苍白，可能因慢性腹泻继发营养不良。（4）直肠指检：查到肛门紧迫感，还可查到是否有血便、是否有肛门疾病（肛裂、皮赘、脓肿）。

（5）发热、血便或生命体征不稳定是感染的证据。

（6）口疮、关节炎。

（7）腹部检查往往是非特异性的。

3．实验室检查

（1）粪便检查

粪便常规检查：潜血、粪白细胞。

粪便 pH 和还原物质测定：如果粪还原物质阳性和/或粪 pH <5.5，提示有碳水化合物吸收不良的可能（蔗糖非还原物质，如果怀疑蔗糖吸收不良，粪便标本需先加盐酸加热进行水解处理后分析）。

苏丹染色阳性提示脂肪吸收不良，当然 72 小时粪便脂肪测定仍然是脂肪泻的诊断金标准。

粪弹性蛋白酶测定：阳性可评价脂肪吸收不良。

粪病原测定：粪培养、寄生虫测定、粪便病毒检测、艰难梭菌毒素测定等。注意粪便标本运送过程应冷藏，正确的检测方法可以提高检出率。

粪电解质和渗透压：粪渗透间隙 >100mOsm/kg 表明为渗透性腹泻。

粪 α-抗胰蛋白酶（α-AT）：阳性提示粪蛋白丢失。

（2）血液检查

血常规。

前清蛋白和清蛋白是评定机体蛋白质营养状况的指标。

电解质测定。

红细胞沉降率（血沉）、C 反应蛋白可作为炎症的指标。

评估内分泌肿瘤的指标：肠血管活性肽、胃泌素、胰泌素、5-羟色胺（尿液）。

肝功能、凝血功能和脂溶性维生素（25-OH 维生素 D、维生素 E、维生素 K）检测有助于脂肪吸收的判断。

免疫功能低下者须检测人类免疫缺陷病毒（HIV）、巨细胞病毒（CMV）抗体。

大量水样泻者需检测甲状腺功能。

（3）特殊检查

D-木糖吸收试验：有助于小肠黏膜损伤的筛查；广泛小肠黏膜损伤者口服木糖后血清 D-木糖值明显低于正常；

氢呼气试验：有助于评价小肠细菌过度生长；

汗氯化物测定：用于怀疑胰腺囊性纤维化病者。

4．影像学检查

（1）腹部 X 线平片：诊断意义不大。

（2）胃肠钡剂：判定有无小肠部分梗阻、狭窄以及肠道炎症。

（3）CT：有助于判断和验证胰腺钙化。

5．诊断性手术

（1）内镜检查：结合小肠黏膜活检以及小肠引流物的培养，有助于肠道先天性、免疫性和感染性病因的判断；小肠黏膜双糖酶活性低下表明碳水化合物吸收不良。

（2）结肠镜检查：可诊断结肠炎。

（3）胶囊内镜检查：可能有助于小肠黏膜病变的判断。

## 二、迁延性/慢性腹泻的治疗原则

治疗原则：针对病因、饮食调整和营养治疗、慎用抗生素。

1. 针对病因的治疗　病因治疗可有效地控制腹泻、迅速改善患儿病情。怀疑有持续细菌或寄生虫感染者，应用抗微生物治疗，小肠细菌过度生长，可选用口服庆大霉素+消胆胺（考来烯胺），炎症性肠病，按照炎症性肠病的治疗方案进行治疗，牛奶蛋白过敏、乳糖不耐受等，采用回避某种食物成分的方法治疗等。

2. 饮食调整和营养治疗　目的是足够的营养供给以保证正常生长和发育。营养治疗应该在纠正水电解质平衡后立即开始，在病因治疗同时或之前。因为许多先天性原因所致腹泻目前无特异性治疗方法，有效的治疗就是营养支持治疗（具体见“腹泻的营养管理”）。

3. 经验性药物治疗　选用小檗碱（黄连素）、思密达、消旋卡多曲、微生态制剂等作为辅助治疗，对于病情改善取得一定疗效。

（陈　洁）

## 三、肠易激综合征

肠易激综合征是一种常见的慢性肠功能紊乱性疾病，其临床表现为腹痛、腹胀和排便习惯（便秘、腹泻或便秘与腹泻交替）和性状的改变，多为慢性、间歇性发作，经检查无器质性病变。该病在成人及未成年人中均常见，过去曾将其称为结肠过敏、痉挛性结肠炎、黏液性结肠炎等。

（一）流行病学及发病机制　美国流行病学调查表明，14%的高中生和6%的初中生具有肠易激综合征症状，女生患病率高于男生。而中国李定国等对中小学生问卷调查，符合罗马Ⅲ诊断标准的肠易激综合征患病率为13.25%。

随着对肠易激综合征动力、感觉、炎症、免疫、激素、心理等方面的深入研究，人们的认识逐渐增加。但几乎没有一种单一的发病机制能够完全解释所有肠易激综合征的临床表现。

（二）临床表现　肠易激综合征症状缺乏特异性，个体差异较大。其主要表现为腹痛、腹胀和排便习惯、性状的改变等肠道症状。此外，许多患者还表现出不同的肠外症状。

1. 腹痛 最近的研究显示，肠易激综合征是3岁以上反复发作性腹痛患者的最常见的病因，占36%。多出现在便前或冷饮之后，多发于脐周、下腹部，多为阵痛，也可表现为痉挛性或绞痛。而便后腹痛往往可以明显缓解。也可伴有腹胀、恶心、面色苍白或疲乏等症状。

2. 腹泻或便秘 腹泻发生时，每日排便次数增多，多在餐后，一般不发生于夜间睡眠。便秘时，排便频率显著减少，可伴有排便困难、粪便干结。

3. 肠外症状 如非心源性胸痛、纤维肌痛综合征、消化不良症状、腰背痛、排尿困难、头痛、乏力、多汗、潮红等。

（三）肠易激综合征的诊断标准 罗马Ⅲ提出儿童肠易激综合征诊断标准必须同时包括以下所有条件：

1. 腹部不适（指难以用疼痛来形容的不适感）或疼痛，至少25%的同时伴有以下2项或2项以上：①排便后症状改善；②发作伴有排便频率的改变；③发作伴有粪便性状（外观）的改变。

2. 无炎症性、解剖学、代谢性或肿瘤性疾病的证据可以解释患儿的症状。

诊断肠易激综合征必须符合时间标准，即诊断前至少2个月内，症状出现至少每周1次，符合上述标准。

如果患儿发育正常，体格检查正常，临床症状符合上述标准，则可以诊断肠易激综合征。应仔细询问其营养史，如便秘患儿是否缺乏膳食纤维的摄入，而腹泻患儿山梨醇或果糖的摄入量都是有意义的。当出现下列情况时应引起医师注意，如夜间腹痛或腹泻、体重减轻、直肠出血、发热、关节炎、发育延迟、有炎症性肠病家族史等。实验室检查包括白细胞计数、红细胞沉降率（血沉）、粪便检查等，必要时做内镜检查。在诊治过程中，与患儿及其家属建立融洽的关系后，可以进一步了解患儿及其家庭的心理-社会情况。

（四）治疗措施　一旦患儿的肠易激综合征诊断已经明确，治疗目标在于给予有效的安慰，缓解或减轻相应症状。应该向患儿和其家属说明尽管肠易激综合征带来诸多不适症状，但是这并非是致命的严重疾病。应尽力减轻腹痛症状，同时避免诱发症状的各种应激因素和焦虑情绪。可用一些纤维素制剂、益生菌制剂、解痉药物、钙通道阻滞剂等，另外如心理治疗、催眠疗法、生物反馈治疗、行为治疗等，也可用于肠易激综合征的治疗。

（许春娣）

# 第八章　腹泻病暴发的处理

腹泻病暴发是指在一个局部地区，短期内，突然发生多例腹泻病患者，患者的症状相似，有时间和空间聚集性。临床上较为常见的是同一企事业单位、幼儿园、学校、家庭或街道等多个人短时间内陆续就诊。遇到暴发时的处置原则：

1. 救治患者　按照常规治疗患者。对疑似霍乱的患者要立即严格隔离。

腹泻病人的吐泻物中常常含有大量病原微生物，要及时消毒处理，防止院内传播。

2. 了解暴发原因　临床医师还应向患者及其家属询问引起腹泻的可能原因，并报告公共卫生部门，以便尽快采取措施，切断传染源和传播途径，控制暴发。

3. 采集患者标本　病因学诊断对于救治患者、追踪感染源、控制暴发非常重要。需要尽早采集患者的血、尿、便标本，进行病因学检验。没有检验条件的基层医疗部门，可以保存好标本，由公共卫生部门进行检验。

4. 报告　按照《中华人民共和国传染病防治法》、《突发公共卫生事件应急条例》和《传染病疫情和突发公共卫生事件报告管理规范》的规定，各级各类医疗机构、疾病预防控制机构、卫生检验机构执行职务的医务人员发现暴发疫情时，责任报告单位和责任报告人，应当在2小时内以电话或传真等方式向属地卫生行政部门指定的专业机构报告，具备网络直报条件的同时进行网络直报。

（冉　陆）

# 附：儿童腹泻病诊断治疗原则的专家共识*

中华医学会儿科学分会消化学组
中华医学会儿科学分会感染学组
《中华儿科杂志》编辑委员会

## 一、概述

腹泻病为多种病原、多种因素引起的以大便次数增多和大便性状改变为特点的一组疾病，是儿童患病和死亡的主要原因，也是营养不良的重要原因。据世界卫生组织（WHO）统计，除中国外，全世界每年有10亿人患腹泻，其中5亿发生在发展中国家。我国卫生部疾病控制司（卫生部疾病预防控制局）的调查

* 原文刊载于《中华儿科杂志》2009年第47卷第8期。DOI：10.3760/cm& j. issn. 0578 - 1310. 2009. 08. 018。通信作者：陈洁（Email：hzcjie@ zju. edu. cn）。

结果显示，我国每年有8.36亿人次患腹泻，其中5岁以下儿童占3亿人次，腹泻病年发病率约为0.7次/人，5岁以下儿童的年发病率平均为1.9次/人。WHO于1978年制订全球性腹泻病控制规划，1980年正式实施，1991年推出第1版《腹泻病诊断治疗指南》。这些规划和指南的实施，尤其是口服补液盐的应用，对于减少腹泻儿童的死亡已取得良好的效果，到2005年，全球5岁以下儿童因急性腹泻年死亡人数已从1979年的450万降至160万。1992年我国卫生部制订并发布了《中国腹泻病诊断治疗方案》，该方案在全国的实施对提高我国腹泻病的诊治水平和降低腹泻病的死亡率起到了重要作用。但至今，腹泻病仍是我国的常见病之一，也是5岁以下儿童的主要死亡原因之一。在腹泻的治疗中，尚存在不合理应用抗生素和过多使用静脉补液等问题[1~4]。

近年来，腹泻病治疗取得两项重要的成果：①将钠浓度降到75 mmol/L、葡萄糖浓度降低到75 mmol/L、总的渗透压降低至245 mOsm/L的“低渗”ORS（bypoosmolarity ORS）配方有助于缩短腹泻持续时间，减少大便的量以及减少静脉补液；②补充锌有利于缩短腹泻病程、减轻病情并预防未来2~3

个月内的腹泻复发。为了完善腹泻治疗管理综合治疗策略，大幅降低腹泻儿童死亡数，实现到 2015 年 5 岁以下儿童因腹泻死亡数比 1990 年减少三分之二的新千年目标，WHO 和 UNICEF 在 2005 年联合发表了新修订的腹泻管理推荐指南，该指南得到美国国际开发署和全世界许多专家的协助支持。新指南中仍强调口服补液重要性，推荐使用新 ORS（“低渗”ORS）配方取代以前的 ORS 配方，并且强调所有患儿在腹泻发生时及早补充锌。新 ORS 的配方和组成见表 1。

表 1　新 ORS 配方和组成

| 配方 | g/L | 组分 | mmol/L |
|---|---|---|---|
| 氯化钠 | 2.6 | 钠 | 75 |
| 无水葡萄糖 | 13.5 | 氯 | 65 |
| 氧化钾 | 1.5 | 葡萄糖 | 75 |
| 柠檬酸钠 | 2.9 | 钾 | 20 |
| | | 柠檬酸 | 10 |
| | | 渗透压 | 245 |

考虑到各国和各地区的具体情况，“低渗” ORS 的组成有一个允许范围：总溶质浓度（包括葡萄糖）200 ~ 310 mmol/L、钠 60 ~ 90mmol/L、葡萄糖至少相当于钠的浓度、钾 15 ~ 25mmol/L、柠檬酸 8 ~ 12 mmol/L、氧化物 50 ~ 80 mmol/L。

为了更好地开展腹泻病诊断治疗工作，反映国际上腹泻病研究的新成果，中华医学会儿科学分会消化学组、感染学组和《中华儿科杂志》编辑委员会，联合组织有关专家制订儿童腹泻病的诊治原则的建议方案。方案经过反复酝酿讨论，强调尽早口服补液、继续喂养、脱水征的识别、补锌治疗，提倡母乳喂养，推荐应用新 ORS 配方（在下文的治疗原则中出现的 ORS 均指的是 WHO 推荐的新的“低渗” ORS)，供儿科临床工作者以及卫生保健工作者在实际工作中参照应用。

## 二、诊断

1. 根据大便性状和次数判断　根据家长和看护者对患儿大便性状改变（呈稀水便、糊状便、黏液脓血便）和大便次数比平时增多的主诉可作出腹泻诊断。

2. 根据病程分类　急性腹泻病：病程≤2 周；迁延性腹泻病；病程为 2 周 ~2 个月；慢性腹泻病；病程 >2 个月。

3. 对腹泻病患儿进行有无脱水和电解质紊乱的评估

（1）脱水程度的分度与评估（表 2）：

表 2　脱水程度评估

| 脱水程度 | 轻度 | 中度 | 重度 |
|---|---|---|---|
| 丢失体液（占体重%） | ≤5% | 5%~10% | >10% |
| 精神状态 | 稍差 | 萎靡或烦躁 | 嗜睡 ~ 昏迷 |
| 皮肤弹性 | 尚可 | 差 | 极差 |
| 黏膜 | 稍干燥 | 干燥 | 明显干燥 |
| 前囟、眼窝 | 稍有凹陷 | 凹陷 | 明显凹陷 |
| 肢端 | 尚温暖 | 稍凉 | 凉或发绀 |
| 尿量 | 稍少 | 明显减少 | 无尿 |
| 脉搏 | 正常 | 增快 | 明显增快、且弱 |
| 血压 | 正常 | 正常或稍降 | 降低、休克 |

注：* 捏起皮肤回复≥2 秒

（2）尽可能对中、重度脱水患儿行血电解质检查和血气分析。

4．根据患儿粪便性状、粪便的肉眼和镜检所见、发病季节、发病年龄及流行情况初步估计病因。急性水样便腹泻患者（约占70%）多为病毒或产肠毒素性细菌感染，黏液脓性、脓血便患者（约占30%）多为侵袭性细菌感染。有条件尽量进行大便细菌培养以及病毒、寄生虫检测。

5．对慢性腹泻病还须评估消化吸收功能、营养状况、生长发育等。

## 三、治疗

1．脱水的预防与治疗

（1）预防脱水：从患儿腹泻开始，就给口服足够的液体以预防脱水。母乳喂养儿应继续母乳喂养，并且增加喂养的频次及延长单次喂养的时间；混合喂养的婴儿，应在母乳喂养基础上给予ORS或其他清洁饮用水；人工喂养儿选择ORS或食物基础的补液如汤汁、米汤水和酸乳饮品或清洁饮用水。建议在每次稀便后补充一定量的液体（<6个月者，50 ml；6个月~2岁者，100 ml；2~10岁者，150 ml；

10 岁以上的患儿能喝多少给多少）直到腹泻停止。

（2）轻至中度脱水：口服补液及时纠正脱水，应用 ORS，用量(ml) = 体重(kg) × (50 ~ 75)，4 h 内服完；密切观察患儿病情，并辅导母亲给患儿服用 ORS 液。

以下情况提示口服补液可能失败：①持续、频繁、大量腹泻〔 >10 ~ 20 ml/（kg · h)〕；②ORS 液服用量不足；③频繁、严重呕吐；如果临近 4 h，患儿仍有脱水表现，要调整补液方案。

4h 后重新评估患儿的脱水状况，然后选择适当的方案。

（3）重度脱水：①静脉输液：采用静脉用的糖盐混合溶液（须在医院进行）：首先以 2∶1 等张液 20 ml/kg，于 30 ~ 60 min 内静脉推注或快速滴注以迅速增加血容量，改善循环和肾脏功能；在扩容后根据脱水性质（等渗性脱水选用 2∶3∶1 液，低渗性脱水选用 4∶3∶2 液）按 80 ml/kg 继续静滴，先补 2/3 量，婴幼儿 5 h，较大儿童 2.5 h；在补液过程中，每 1 ~ 2 小时评估 1 次患者脱水情况，如无改善，则加快补液速度；婴儿在补液后 6 h，儿童在补液后 3 h 重新评估脱水情况，选择适当补液的方案继续治疗；一旦患儿可以口服（通常婴儿在静脉补液后3～4 h，儿童在静脉补液后1～2 h，即给予ORS)；②鼻饲管补液：重度脱水时如无静脉输液条件，立即转运到就近医院进行静脉补液，转运途中可以用鼻饲点滴方法进行补液。液体采用ORS液，以20 ml/(kg·h)的速度补充，如患儿反复呕吐或腹胀，应放慢鼻饲点滴速度，总量不超过120 ml/kg。每1～2小时评估1次患者脱水情况。

2. 继续喂养

(1) 调整饮食：母乳喂养儿继续母乳喂养，小于6个月的人工喂养患儿可继续喂配方乳，大于6个月的患儿可继续食用已经习惯的日常食物，如粥、面条、稀饭、蛋、鱼末、肉末、新鲜果汁。鼓励患儿进食，如进食量少，可增加喂养餐次。避免给患儿喂食含粗纤维的蔬菜和水果以及高糖食物。病毒性肠炎常有继发性双糖酶（主要是乳糖酶）缺乏，对疑似病例可暂时给予改为低（去）乳糖配方奶，时间1～2周，腹泻好转后转为原有喂养方式。

(2) 营养治疗：①糖源性腹泻：以乳糖不耐受最多见。治疗宜采用去双糖饮食，可采用去（或低）乳糖配方奶或豆基蛋白配方奶；②过敏性腹泻：以牛奶过敏较常见。避免食入过敏食物，或采用口服脱敏喂养法，不限制已经耐受的食物。婴儿通常能耐受深度水解酪蛋白配方奶，如仍不耐受，可采用氨基酸为基础的配方奶或全要素饮食；③要素饮食：适用于慢性腹泻、肠黏膜损伤、吸收不良综合征者；④静脉营养：用于少数重症病例，不能耐受口服营养物质、伴有重度营养不良及低蛋白血症者。

3. 补锌治疗　急性腹泻病患儿能进食后即予以补锌治疗，大于6个月的患儿，每天补充含元素锌20 mg，小于6个月的患儿，每天补充元素锌10 mg，共10～14 d。元素锌20mg相当于硫酸锌100 mg。葡萄糖酸锌140 mg。

4. 合理使用抗生素　腹泻患儿须行粪便的常规检查和pH试纸检测。

急性水样便腹泻在排除霍乱后，多为病毒性或产肠毒素性细菌感染，常规不使用抗生素类药；黏液脓血便多为侵袭性细菌感染，须应用抗生素，药物可根据当地药敏情况的经验性选用；用药后48 h，病情未见好转，可考虑更换抗生素；用药的第3天须进行随访；强调抗生素疗程要足够；应用抗生素前应首先行粪便标本的细菌培养和病原体检测，以便依据分离出的病原体及药物敏感试验结果选用和调整抗菌药物。

5. 其他治疗方法　有助于改善腹泻病情、缩短病程。

（1）应用肠黏膜保护剂：如蒙脱石散。

（2）应用微生态疗法：给予益生菌如双歧杆菌、乳酸杆菌等。

（3）补充维生素 A。

（4）应用抗分泌药物：用于分泌性腹泻。

（5）中医治疗：采用辨证方药、针灸、穴位注射及推拿等方法。

6. 腹泻病的家庭治疗。无脱水征和轻度脱水的腹泻患儿可在家庭治疗，医生应向家长宣传家庭治疗四原则：

（1）给患儿口服足够的液体以预防脱水。

（2）锌的补充。

（3）持续喂养患儿。

（4）对病情未好转或出现下列任何一种症状的患儿须及时送医院：①腹泻剧烈，大便次数多或腹泻量大；②不能正常饮食；③频繁呕吐、无法口服给药者；④发热（< 3 个月的婴儿体温 > 38℃，

3～36 个月幼儿体温＞39℃)；⑤明显口渴，发现脱水体征，如眼窝凹陷、泪少、黏膜干燥或尿量减少等，神志改变，如易激惹、淡漠、嗜睡等；⑥粪便带血；⑦年龄＜6 个月、早产儿，有慢性病史或合并症。

## 四、腹泻病的预防

1. 注意饮食卫生、环境卫生，养成良好的卫生习惯。

2. 提倡母乳喂养。

3. 积极防治营养不良。

4. 合理应用抗生素和肾上腺皮质激素。

5. 接种疫苗：目前认为可能有效的为轮状病毒疫苗。

(参加方案修订的专家：董永绥、朱启鎔、陈洁、方峰、龚四堂、黄志华、叶礼燕、万朝敏、朱朝敏、孙梅、王宝西、董梅、武庆斌、董永坤、蒋丽蓉、方鹤松、陈绍潞、冉陆、李贵存、付晓霞)

执笔：陈　洁、叶礼燕

# 参 考 文 献

[1] 方鹤松．段恕诚．董宗祈，等．中国腹泻病诊断治疗方案．中华人民共和国卫生部卫防急发（93）第37号．

[2] 胡亚美．江载芳．诸福堂实用儿科学，7版．北京：人民卫生出版社．2008：1286－1300．

[3] Keating JP. Chronic diarrhea. Pediatr Rev, 2005, 26:5－14.

[4] EAS Nelson, WK Ko, E Kwan, et al. Guidelines for the Management of Acute Diarrhoea in young Chidren. HK J Paediatr, 2003, 8:203－236.

[5] WHO. The treatment of diarrhoea: A manual for physicians and other Senior health workers. 2005:1－44.

[6] WHO. Diarrhoea treatment guidelinea including new recommendations for the use of ORS and zinc supplementation for clinic-based healthcare wokers. [2008-12-08]. http://www.who.int/child_adolescent_health/documents/&85500/en/

[7] WHO Technical updates of the guidelines on the [MC]. Evidence and recommendations for further adaptations. [2008-12-08]. http://www.who.int/child_adolescent_health/documents/9241593482/en/

# 附：儿童腹泻病常用网络资源

http://www.chinacdc.net.cn/n272442/n272530/n273736/n273781/n2184469/index.html

http://ngc.org

http://en.wikipedia.org/wiki/Diarrhea

http://www.worldgastroenterology.org/acute-diarrhea-in-adults.html

http://www.cincinnatichildrens.org/health/info/abdomen/diagnose/acute-diarrhea.htm

http://emedicine.medscape.com/article/928598-overview

http://www.clevelandclinicmeded.com/medicalpubs/diseasemanagement/gastroenterology/acute-diarrhea/

http://www.medicinenet.com/diarrhea/page3.htm

http://www.uptodate.com/patients/content/topic.do?topicKey=c_health/4533